BEI GRIN MACHT SICH IHR WISSEN BEZAHLT

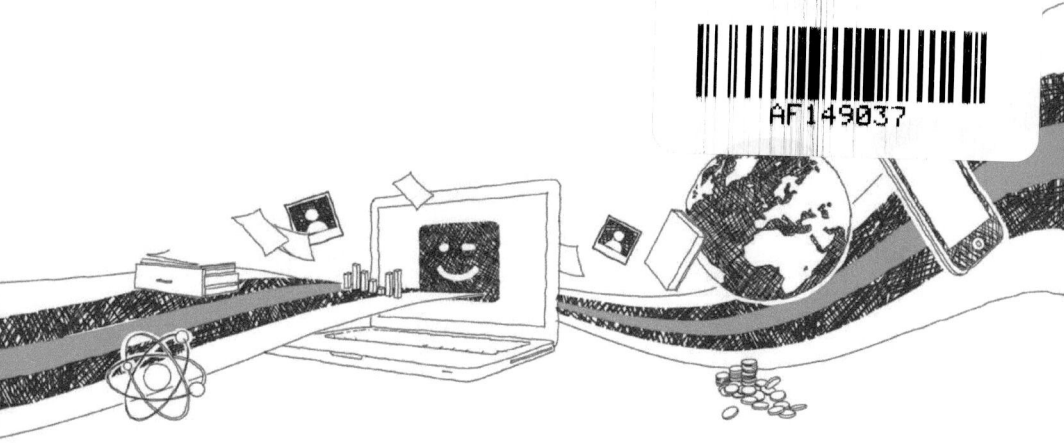

AF149037

- Wir veröffentlichen Ihre Hausarbeit, Bachelor- und Masterarbeit

- Ihr eigenes eBook und Buch - weltweit in allen wichtigen Shops

- Verdienen Sie an jedem Verkauf

Jetzt bei www.GRIN.com hochladen und kostenlos publizieren

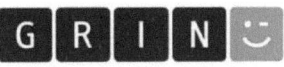

Bibliografische Information der Deutschen Nationalbibliothek:

Die Deutsche Bibliothek verzeichnet diese Publikation in der Deutschen National-
bibliografie; detaillierte bibliografische Daten sind im Internet über http://dnb.d-
nb.de/ abrufbar.

Impressum:

Copyright © 2006 GRIN Verlag, Open Publishing GmbH
Druck und Bindung: Books on Demand GmbH, Norderstedt Germany
ISBN: 9783638917797

Dieses Buch bei GRIN:

http://www.grin.com/de/e-book/87079/beduerfnisorientierung-und-psychodynami-
sche-krankenpflege

Yvonne Mocker

Bedürfnisorientierung und psychodynamische Krankenpflege

Die Pflegetheorien von Virginia Henderson und Hildegard Peplau im Vergleich

GRIN Verlag

GRIN - Your knowledge has value

Alice-Salomon-Fachhochschule

Studiengang *Gesundheits- und Pflegemanagement*

Sommersemester 2006 (2. Fachsemester)

Seminar: Gesundheits- und pflegewissenschaftliche Handlungstheorien und -methoden

Bedürfnisorientierung und psychodynamische Krankenpflege
Pflegetheorien von
Virginia Henderson und Hildegard Peplau im Vergleich

Yvonne Mocker

Berlin, 28.06.2006

Inhaltsverzeichnis:

1. Einleitung

Pflege gibt es seit Menschengedenken. Seit Jahrhunderten werden Menschen gepflegt, sei es von Familienangehörigen oder professionell. Die Unterstützung der Pflegekraft, die eine Beziehung mit dem Kranken aufbaut und ihm dabei hilft zu genesen ist wichtig. Besonders in den USA begann man frühzeitig theoretische Grundlagen der Pflege zu untersuchen und zu professionalisieren.

In meiner Hausarbeit möchte ich mich mit zwei Pflegetheoretikerinnen aus den USA auseinandersetzen, die grundlegende Meilensteine für die Theorie der Krankenpflege gesetzt haben. Ich werde auf die Theorie und den historischen Hintergrund der Bedürfnistheoretikerin Virginia Henderson und der Interaktionstheoretikerin Hildegard Peplau eingehen (Klassifikation nach Meleis 1999, S.302) Anschließend werde ich mich mit den verschiedenen Aussagen über die Metaparadigmen auseinandersetzen, die Theorie in der Ausbildung darstellen und wichtige Kritikpunkte beider Theorien hervorheben.

Beide Theoretikerinnen sind Pioniere der Pflegetheorie. Sie haben sich als eine der Ersten mit den Fragen. Was ist Pflege? und Wie wird gepflegt? auseinandergesetzt. Beide nähern sich von unterschiedlichen Ausgangspunkten dem Phänomen Pflege und gelangen durch die verbundene Schwerpunktsetzung zu unterschiedlichen Modellen. Ich habe sie ausgewählt um verschiedenen Ansätze der Pflegetheorie zu untersuchen und um die verschiedenen Sichtweisen zu betrachten..

2. Virginia Henderson

2.1 Historische Hintergründe

Virginia Henderson wurde 1897 als fünftes von acht Kindern einer Anwaltsfamilie in Kansas geboren. Ihr Interesse für Krankenpflege entwickelte sich im Zeitraum des ersten Weltkrieges, wo sie von 1918 bis 1921 in der Heeresschule der Krankenpflege in Washington, D.C. arbeitete.

Die wichtigste Erfahrung während ihrer Ausbildung erlangte sie im „Henry-Street–Visiting-Service" in New York, wo sie in der ambulanten Pflege tätig war.

In ihrer dortigen Tätigkeit wurden ihr besonders die Grenzen der Pflege bewusst. Ihrer Ansicht nach wurden die Lebensbedingungen der Patienten nicht berücksichtigt und das Krankenhaus entlässt die Patienten wieder in eine Umgebung, die möglicherweise genau die Ursa-che der Erkrankung waren (vgl. Henderson in Steppe 1990 a, S.585).

Henderson beschreibt diese Überlegungen und Feststellungen als erste Skepsis gegenüber der Pflege im Krankenhaus, wo nur die Symptome der Patienten behandelt werden, ohne mögli-che andere Problemursachen zu erkennen.

In Columbia begann sie 1927 ihr Studium, welches sie 1929 mit dem Magister als Lehrerin der Pflege abschloss. Dort unterrichtete sie Krankenpflege bis 1948. Ab den frühen fünfziger bis in die achtziger Jahre forschte und unterrichtete sie an der Universität von Yale, wo sie 1955 erstmals ihre eigene Definition der Krankenpflege veröffentlichte.

Die ursprüngliche Quelle für das Pflegemodell war das „Textbook of the principles and Prac-tices of Nursing" der kanadischen Krankenschwester Bertha Harmer, welches von Henderson überarbeitet wurde. Darüber hinaus ist der Einfluss Maslows mit seinem Konzept des der Be-dürfnispyramide in der Konzeptualisierung der vierzehn Grundbedürfnisse deutlich zu erken-nen (vgl. van Kampen, 1998, S. 153)

In der Bundesrepublik Deutschland wurde das Modell erst in den späten 60er Jahren durch die deutschsprachige Übersetzung der „Grundregeln der Krankenpflege" des International Coun-cil of Nurses (ICN) bekannt (vgl. Drerup, 1998, S.16). Sie ist am 19. März 1996 im Alter von 99 Jahren verstorben. Henderson beschreibt selbst ihre Arbeit in der Pflege als Definition und nicht als Theorie. Ihre Interpretation sieht sie als *„Synthese vieler Einflüsse, sowohl positiver als auch negativer"*(Henderson in Steppe 1990 a, S.585). Virginia Henderson eine der Theo-retikerinnen, die bezugnehmend auf das Werk Florence Nightingales in den 50er Jahren den Grundstein für die Etablierung der Pflege als eigene Wissenschaftsdisziplin gelegt hat und damit einen erheblichen Einfluss auf alle folgende Pflegemodelle hatte (vgl. van Kampen, 1998, S.149).

2.2 Theorie

Der Grundgedanke der Theorie ist, dass jeder Mensch Bedürfnisse hat, die erfüllt werden müssen. Jeder Mensch ist in der Lage diese Bedürfnisse selbst zu befriedigen. Henderson sagt zusätzlich, dass jeder Mensch diese Bedürfnisse und ihre Befriedigung anders erlebt und da-mit umgeht, unabhängig von seinem kulturellen, sozialen und individuellen Hintergrund. Als Einflussfaktoren der Bedürfnisse sind der soziokulturelle Hintergrund, die psychischen und physischen Faktoren, der Wille, die Energie, die Motivation und das Alter benannt (vgl. Hen-derson in Kirkevold, 1997, S.52).

Nach Henderson entsteht ein Pflegebedarf, wenn Menschen aus den unterschiedlichsten Gründen nicht mehr in der Lage sind, diese Bedürfnisse selbst zu befriedigen.

Virginia Hendersons berühmte Definition über die einzigartige Funktion der Pflege sagt aus, dass die Aufgabe einer Pflegekraft darin besteht, *„dem kranken oder auch gesunden Individuum bei der Verrichtung von Aktivitäten zu helfen, die seine Gesundheit oder Wiederherstellung (oder auch einem friedlichen Sterben) förderlich sind und die er ohne Beistand selbst ausüben würde, wenn er über die dazu erforderliche Stärke, Willenskraft oder Kenntnis verfügte. Sie leistet ihre Hilfe auf eine Weise, dass er seine Selbständigkeit so rasch wie möglich wiedergewinnt"* (Henderson 1997, S.42).

Virginia Henderson hat insgesamt 14 Grundbedürfnisse erstellt, welches die Hauptelemente der Theorie darstellen:

1. normale Atmung
2. ausreichend Essen und Trinken
3. körperliche Abbauprodukte ausscheiden
4. sich bewegen und an der Körperhaltung arbeiten
5. Schlaf und Ruhe
6. passende Kleidung auswählen, sich an- und ausziehen
7. Aufrechterhaltung der Körpertemperatur durch passende Kleidung
8. Sauberhalten des Körpers, sowie Pflege und Schutz der Haut
9. Vermeidung von Gefahren in der Umgebung und Vermeidung der Verletzung anderer
10. Kommunikation mit Anderen durch das Ausdrücken von Gefühlen, Bedürfnissen, Befürchtungen oder Meinungen
11. sich entsprechend seiner Religion betätigen
12. in einer Art und Weise arbeiten, die das Gefühl vermittelt, etwas Sinnvolles zu leisten
13. spielen oder an Freizeitaktivitäten teilnehmen
14. lernen, entdecken oder die Neugier befriedigen, die eine „normale" Entwicklung und Gesundheit zur Folge hat

Laut Henderson unterstützt die Pflegekraft nur, wenn die Grundbedürfnisse des Patienten nicht selbständig von ihm selbst ausgeführt werden können. Sie sagt, dass die Krankenschwester als selbständige Kraft für die Befriedigung der Bedürfnisse alleine verantwortlich und zuständig ist (vgl. Henderson 1997, S.47). Die Pflegekraft muss die Bedürfnisse erkennen und sich voll und ganz in den Patienten hineinversetzen können.

„Sie ist eine Zeitlang für den Bewusstlosen das Bewusstsein, für den Selbstmordgefährdeten die Liebe zum Leben, für den Amputierten das Bein, für den gerade Erblindeten seine Augen, für das Kleinkind das Fortbewegungsmittel, für die junge Mutter Wissen und Zuversicht, für diejenigen, die zu schwach oder zu kontaktarm sind, das „Sprachrohr"..." (Henderson, 1997, S.43).

Eine Beschleunigung des Heilungsprozesses kann aber nur der Patient durch seine Mitarbeit bewirken. Er muss den erstellten Pflegeplan verstehen, um die Pflegekraft zu unterstützen. Der Patient muss informiert und angeleitet werden, damit er nachvollziehen kann, warum welche Behandlung notwendig ist und um eventuelle Teilaufgaben selbständig durchführen zu können (vgl. Henderson 1997, S. 42).

Pflegende sollen nicht von dieser Hauptaufgabe abgehalten werden und sollen nur in Notsituationen für den Arzt einspringen, was aber in ihrer Auffassung nicht der eigentlichen Funktion der Pflege entspricht. Hiermit grenzt sie pflegerische und ärztliche Tätigkeiten strikt voneinander ab (vgl. Henderson 1997, S.50) und versucht damit Pflege als eigenständige Disziplin zu etablieren. Henderson geht von einer praxisnahen Sichtweise aus. Sie stellt sich die Frage, womit es Pflegekräfte in der Praxis zu tun haben und wie diese Aufgaben systematisch beschrieben werden können. Um einen Patienten wieder in seinen bio-physischen bzw. bedürfnisorientierten Normalzustand zurück zu bringen, stehen sich Medizin und Pflege zwar gegenüber, aber die Rolleverteilung ist klar definiert (vgl. van Kampen 1998, S.186 ff)

3. Hildegard Peplau

3.1 Historische Hintergründe

Hildegard Peplau wurde 1909 in Reading, Pennsylvania geboren. 1931 erwarb sie ihr Krankenpflegediplom und arbeitete dann in Pottsdown Hospital in Pennsylvania im Operationssaal. Im zweiten Weltkrieg war sie Mitglied des „Army Nurse Corps" und arbeitete in einem Krankenhaus in London.

Nachdem sie die akademischen Grade des B.A. und M.A., sowie den Doktortitel erhielt, arbeitete sie weiter in mehreren Krankenhäusern und privaten Praxen als psychiatrische Krankenschwester. 1954 ging sie an die Universität nach Rutgers, New Jersey, wo sie ab 1960 als Professorin bis zu ihrer Emeritierung 1974 blieb.

Peplau arbeitete international, in dem sie viele Vorlesungen und Workshops in den unterschiedlichsten Ländern der Welt abhielt.

1952 erschien ihr Buch „Zwischenmenschliche Beziehungen in der Pflege", das vor allem die psychiatrische Krankenpflege revolutionierte, aber auch alle anderen Bereiche der Pflege beeinflusste. Sie erhielt für ihre Arbeit viele Auszeichnungen, unter anderem vier Ehrendoktortitel (vgl. Steppe 1990 b, S.768). Sie starb 1990.

Hildegard Peplau nutzte die wichtigsten psychologischen, verhaltenstheoretischen und psychoanalytischen Theorien zur Entwicklung ihrer spezifischen Beschreibung der Krankenpflege. Ausgangspunkt des konzeptionellen Modells von Peplau ist die Theorie der zwischenmenschlichen Beziehung (theory of interpersonal relations) von Sullivan (1947), der wiederum auf den Arbeiten von Moreno (1941), der zu den Begründern der psychotherapeutischen Methode des Psychodramas zählt, aufgebaut hat (vgl. van Kampen, 1998, S. 79). Sie bezieht sich auch auf viele bekannte Psychologen und Psychiater, wie Freud oder Maslow.

Peplau entwickelte ihr Modell zu einer Zeit, als es noch nicht üblich war, theoretische Erkenntnisse anderer Disziplinen in die Pflege zu integrieren und aus dieser Synthese und Erweiterung etwas Neues und Eigenes zu gestalten (vgl. Steppe 1990 b, S. 768).

Zum Verständnis der Bedeutung der Theorie ist es hilfreich sich den sozialen Kontext der 50er Jahre in den USA vor Augen zu führen. In dieser Zeit entstanden in den USA die modernen Krankenhäuser. Die Pflegearbeit, die bis dahin überwiegend in den Familien geschah, wurde technisiert und fragmentiert. Der Zeitgeist wurzelte tief in der Trennung von Körper und Geist und es herrschte eine strenge Wissenschaftsgläubigkeit. Richtige „Krankenhäuser" wandten sich damals ausschließlich an den Körper (vgl. Sills und Beeber 1995, S.37).

Peplau sprach 1952 als Folge dieser Bedingungen von einer Tabuisierung der persönlichen Beziehung in der Pflege (vgl. Peplau 1995, S.32). Die Pflege verfügte damals über keine handlungsleitende theoretische Fundierung und wurde von der Medizin dominiert (Henderson entwarf ungefähr zur selben Zeit ihre Theorie, deshalb ist von einer ähnlichen Situation bei der Bedürfnistheorie auszugehen).

3.2 Theorie

Peplau strukturiert ihre Theorie der interpersonalen Pflege in dem sie vier Schlüsselkonzepte herausbildet:

1. Das Konzept der Wechselseitigkeit
2. Das Konzept der Phasenbezogenheit
3. Die Bedürfnisse und Stufen der Angst
4. Das Konzept des Interpersonalen Lernens

3.2.1 Das Konzept der Wechselseitigkeit

Peplau beschrieb die Beziehung zwischen den Interaktionsteilnehmern als den Kern einer Pflegesituation. Menschen streben auf das Ziel hin, sich im Sinne eines Reife- und Bildungsprozess zu entwickeln und ein Maximum an Produktivität zu entwickeln (vgl. Peplau 1995, S.101).

Diese Aussage bezieht sie sowohl auf das Pflegepersonal, als auch auf den Patienten, wobei beide Parteien unterschiedliche Rollen, den Situationen angepasst, einnehmen. Im wechselseitigen Austausch lernen und reifen beide Seiten in einer gelungenen Pflegesituation. Die Rollen der Pflegekraft werden durch ihr professionelles Wissen bestimmt.

Peplau benennt folgende Rollen:

- Rolle des Fremden
- Rolle des Unterstützenden
- Rolle des Lehrenden
- Rolle des Führenden
- Ersatzrollen (fürsorglicher Mutterersatz)
- Beratende Rolle

(Peplau 1995, S. 70-96)

Die Entwicklung der erforderlichen Kompetenzen zur Erfüllung dieser Aufgaben muss die Persönlichkeitsentwicklung ein wesentliches Ziel der Ausbildung und des lebenslangen Lernens in der Pflege sein.

Hilde Steppe stellte daraus folgende Hypothese:

„ Die Art der Persönlichkeit, zu der sich eine Krankenschwester entwickelt, ist entscheidend dafür, was der Patient während seiner Krankheit lernen kann."(Steppe 1990 b, S.769)

3.2.2 Das Konzept der Phasenbezogenheit

Eine Patient- Pflegekraft-Beziehung wird von Peplau als schrittweiser Entwicklungsprozess beschrieben, in dem sich die Ziele der Parteien aufeinander zu bewegen.

Die Phasen der Beziehung stehen fest mit der Einnahme der verschiedenen Rollen zusammen. Am Anfang der Beziehung nehmen Patient und Pflegekraft die Rollen der Fremden füreinander ein. Die Ziele und Interessen sind in dieser Phase unterschiedlich und die Betrachtung und Bedeutung der gesundheitlichen Problematiken verschieden.

Beide identifizieren sich, aufgrund persönlicher Erfahrungen und Vorurteile, über Personen- und Rollenzuweisungen.

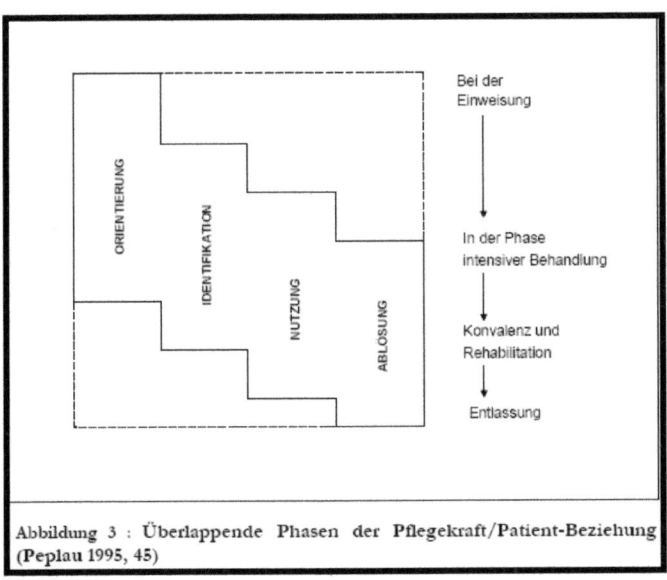

Abbildung 3 : Überlappende Phasen der Pflegekraft/Patient-Beziehung (Peplau 1995, 45)

Im Verlauf der Beziehungsentwicklung entsteht ein wechselseitiges Zusammengehörigkeitsgefühl, welches eine Verständigung über die Ziele der Pflege und eine gemeinsame Anstrengung zur Lösung der Probleme ermöglicht und einen Lernprozess anstößt.

Der Prozess der Entwicklung einer Beziehung ist trotzdem störanfällig. Die in der Beziehung auftretenden Probleme werden jedoch nicht als Fehler betrachtet, sondern *„stellen das Medi-*

um dar, über das sich das Wachstum von Patient und Pflegekraft vermittelt" (Sills und Beber 1995, S.40)

Die Beziehungsentwicklung zwischen Pflegekraft und Patient vollzieht sich nach Peplau in vier Phasen:

1. Orientierung
2. Identifikation
3. Nutzung
4. Ablösung

Diese Phasen sind nicht strikt voneinander getrennt, sondern haben einen fließenden Übergang.

3.2.3 Die Bedürfnisse und Stufen der Angst

Die interpersonale Beziehung Peplaus sagt aus, dass das menschliche Verhalten ziel- und vorwärtsgerichtet ist. Bedürfnisse bestimmen das Handeln von Personen in bestimmten Situationen. Dabei bezieht Peplau sich auf die Arbeiten von Maslow und Sullivan. Sie benennt zwei Arten von Bedürfnisse:

1. die physiologischen Bedürfnisse des menschlichen Organismus
2. interpersonale Bedürfnisse, die die Ausbildung und den Gebrauch menschlicher Fähigkeiten fördern (vgl. Peplau 1995, S. 45).

Ängste entstehen, wenn eine Befriedigung der Bedürfnisse gefährdet ist. Diese Ängste müssen kommuniziert werden. Angst tritt im Leben unentwegt in den unterschiedlichen Situationen auf und jeder Mensch entwickelt im Laufe seines Lebens Bewältigungsstrategien. Ursachen einer nicht effektiven Bedürfnisbefriedigung können Konflikte sein, die innerhalb einer oder zwischen mehreren Personen bestehen.

Peplau teilt das Angstniveau in niedrig, mittel und schwer ein. Dieses Angstniveau hat Einfluss auf die Handlungs- und Lernfähigkeit des Menschen. Die Aufgaben der Pflegekraft sieht Peplau in einer genauen Beobachtung und Einschätzung der in der Situation gegebenen Angst und in der Hilfe für den Patienten ein übermäßiges Angstniveau zu reduzieren.

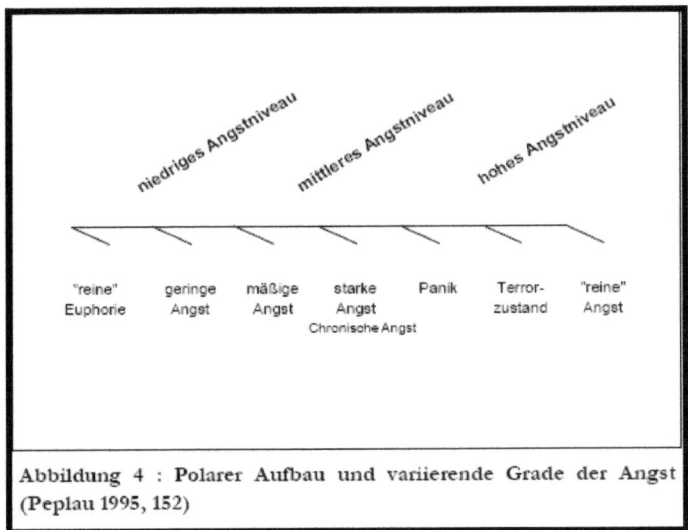

Abbildung 4 : Polarer Aufbau und variierende Grade der Angst (Peplau 1995, 152)

3.2.4 Das Konzept des Interpersonalen Lernens

Peplaus Konzept des interpersonalen Lernens bündelt alle Aussagen der Theorie. Sie sagt aus, dass der Lernprozess vorwärtsgerichtet ist und der Mensch zu einem zielorientiertem Handeln fähig ist. Sie beschreibt das Lernen als ein zentrales Medium für eine Vorwärtsbewegung. Ein wesentliches Ziel der Pflege ist das Herbeiführen von interpersonalen Lernprozessen, die in Beziehungen stattfinden. Laut Peplau ermöglichen diese Lernprozesse, die Erfahrungen mit Krankheit in das Leben zu integrieren, deshalb beschreibt sie auch die Pflege als eine edukative, dass heißt bewirkende Kraft (vgl. Wittneben, 1995, S.180)

4. Metaparadigmen im Vergleich Henderson-Peplau

4.1. Person

Peplau beschreibt den Menschen als einen Organismus mit biochemischen, physischen und psychischen Eigenschaften, die sich in einem stabilen Gleichgewicht befinden. Ein ähnliches Gleichgewicht beschreibt auch Henderson, mit der Besonderheit, dass der Mensch immer

11

bestrebt ist sein physisches und emotionales Gleichgewicht zu halten. Henderson sieht den Menschen als ein individuelles biologisches Wesen, mit einem untrennbaren Geist und Körper. Laut Peplau gibt es vier psychobiologische Erfahrungen, die bei jedem Menschen gleich ausgebildet sind. Sie benennt diese als Frustration, Furcht, Konflikt und Bedürfnisse. Erfährt ein Mensch Spannungen in diesen Bereichen, ist er bestrebt sie zu reduzieren (vgl. Steppe 1990 b, S. 780).

Henderson sagt im Gegensatz, dass alle Menschen die gleichen Grundbedürfnisse haben, nur die Ausformungen individuell verschieden sind. Werden diese Grundbedürfnisse nicht erfüllt, benötigt der Mensch Hilfe zur Erhaltung und Wiederherstellung seiner Unabhängigkeit.

Vergleichend kann man sagen, dass beide Pflegetheoretikerinnen für die Person ein Set von Bedürfnissen und Problemen entwickelten, während Peplau betont, dass die Person die Bedürfnisse validieren kann und menschliche Erfahrungen immer einen Sinn haben. Hendersons Theorie besagt, dass der Mensch sich entwickelt. Sie betrachtet den Patienten mit seiner Familie als eine Einheit. Sie fordert das Pflegepersonal auf, den Patienten nicht isoliert zu betrachten, sondern als Teil der Familie, aus dem die Pflegekraft nützliche Erkenntnisse über seine individuelle Art erfahren kann.

Peplau berücksichtigt die Beziehung zu Angehörigen oder anderen Mitgliedern des Gesundheitsteams nicht.

4.2 Gesundheit

Virginia Henderson hat keine eigene Definition von Gesundheit entwickelt. Marriner-Tomey beschreibt Hendersons Gesundheitsdefinition als *„ Fähigkeit des Patienten, die 14 Komponenten der Krankenpflege ohne Hilfe auszuführen"* (Marriner-Tomey 1992, S.140). Gesundheit vergleicht Henderson mit Lebensqualität – es ist die Grundlage menschlichen Wirkens. Um gesund zu werden und zu bleiben, benötigt der Mensch Kraft, Willen und Wissen und die Pflegekraft unterstützt ihn dabei (vgl. http://www.meinhold-pflgegrpe.de/pflegedienst_ambulant_pflegeheim/henderson__geesthacht_krankenpflege.html) Ihren Aussagen nach setzt sie auch Gesundheit der Unabhängigkeit gleich. Unabhängigkeit wird von Henderson als relativer Begriff gesehen:

„ Niemand von uns ist von anderen unabhängig, aber wir streben nach einer gesunden gegenseitigen Abhängigkeit." (Henderson in Steppe 1990 a, S 780)

Für Hildegard Peplau ist Gesundheit auch nicht eindeutig definiert. Sie beschreibt Gesundheit als ein Wortsymbol, das eine Vorwärtsbewegung der Persönlichkeit, sowie anderer kontinuierlicher menschlicher Prozesse in Richtung auf ein kreatives, produktives, persönliches und gesellschaftliches Leben impliziert. (vgl. Peplau in Fawcett 1999, S.153)

4.3 Umgebung

Hildegrad Peplau definiert die Umgebung indirekt als alle vorhandenen Kräfte außerhalb des Organismus, aus denen sich gesellschaftliche Sitten und Gebräuche entwickeln. Ihren Schwerpunkt legt sie jedoch auf dem zwischenmenschlichen Beziehungsprozess.

Ähnlich der Gesundheit hat Henderson auch die Umgebung nicht näher selbst definiert.

Sie beschreibt Umgebung als alle externen Faktoren und Konditionen, wie zum Beispiel Alter, Geschlecht, sozialer Status, kulturelle Herkunft oder intellektuelle Leistungsfähigkeit, die das Leben und die Entwicklung des Menschen beeinflussen (vgl. van Kampen, 1998, S. 175).

Laut Hendersons Auffassung können Aspekte der äußerlichen Einflüsse sich auf die unzureichende Befriedigung der Bedürfnisse einwirken
(vgl. http://de.nursingwiki.org/wiki/Konzeptionelles_Modell#Umgebung_2).

4.4 Pflege

Die Grundbedürfnisse des Patienten wahrnehmen und erfüllen und dem Patienten die Rückkehr zur Unabhängigkeit verhelfen, zeichnet für Virginia Henderson professionelle Pflege aus. Pflegerische Aktivitäten stellen damit den gezielten Versuch dar, die 14 Bestandteile der Krankenpflege zu erfüllen.

Der Fokus Peplaus liegt in der Pflege auf den zwischenmenschlichen Beziehungen. Sie definiert Pflege als einen bedeutsamen therapeutischen zwischenmenschlichen Prozess. Pflege wird in ihren Augen als erzieherisches Instrument betrachtet. Pflege wird dann professionell, wenn durch gezielte Kommunikation der Pflegebedarf ermittelt wird.

Für Hildegard Peplau ist Pflege nur unter ganzheitlichen ablauforganisatorischen Bedingungen denkbar, der Einsatz des Problemlösungsprozesses notwendig. Hier schlägt sie eine genaue Dokumentation des Beziehungsprozesses nach folgenden Schritten vor:

1. Beobachtung des Patienten und Wiedergabe des Beobachteten, Dokumentation des Verhaltens und der Äußerung des Patienten

2. Wiedergabe der Gedanken und Gefühle der Pflegenden über den Patienten. Entwicklung von Hypothesen zum Problem, Dokumentation der Verhaltensweisen und Äußerungen der Patienten

3. Dokumentationen der Reaktionen des Patienten auf das Verhalten der Pflegenden usw.(Steppe 1990, S.781).

Pflegeziele, Maßnahmen und Ergebnisse der Pflege werden nach dem Entwicklungsstand des Beziehungsprozesses in die Dokumentation integriert.

Ebenso wie Peplau formulierte auch Henderson ihre Gedanken des Pflegeprozesses und als eine der ersten legte sie damit den Grundstein für die heutige Ausformulierung. Hilde Steppe nennt die verschiedenen Phasen nach Henderson: Einschätzungsphase, d.h. Beurteilung anhand der 14 Komponenten der Krankenpflege, Analyse der gewonnen Informationen, Planungsphase, Durchführungsphase und Bewertung (vgl. Steppe 1990, S.586).

In einem guten Plan finden sich alle Mitglieder des Gesundheitsteams wieder.

Nach Virginia Henderson hat Pflege neben der Medizin eine einzigartige Funktion. Einerseits wird gesagt, dass Schwestern nicht den Anweisungen des ärztlichen Personals auszuführen haben, andererseits wird betont, dass der pflegerische Behandlungsplan dem medizinischen angepasst werden sollte. Henderson verlangt eine gemeinsame Arbeit mit anderen Professionen im Gesundheitsbereich. Peplaus Ansichten über die Kooperation ähneln etwas der von Henderson. Peplau betont die Notwendigkeit der gleichberechtigten Kooperation aller an der Betreuung Beteiligten. Pflege arbeitet eigenverantwortlich, sollte sich aber mit anderen Berufsgruppen absprechen. Auch hier werden die Bedingungen der Arbeitswelt nicht näher bestimmt, obwohl Peplau es für wichtig erachtet, dass auch die Pflegenden sich gut versorgt wissen.

5. Abstraktionsniveau und Ziel

Nach meiner Auffassung würde ich beide Theorien zu den Middle-Range-Theorien zählen. Sie umfassen ein begrenztes Gebiet, sind weniger abstrakt, behandeln spezifische Phänomene und spiegeln die Praxis wieder. Diese Phänomene reichen über verschiedene Felder der Pflege und spiegeln eine große Bandbreite von Pflegesituationen wieder. Die Meinungen verschiedener Theoretikerinnen sind zu dem Punkt sehr verschieden, denn die allgemein bekannten Theorien sind in ihrem Ausmaß nicht immer eindeutig voneinander abzugrenzen. Hunink sagt in seinem Buch über Pflegetheorien, dass es auf der Meta-Theorie-Ebene keine Pflegetheorie gibt. Er vergleicht eine Metatheorie (Meta-Theorie beschäftigt sich mit der theoretischen Betrachtung von Theorien und deren Entwicklung) mit der Kartographie.

„Kartographie ist die Lehre davon, wie Karten hergestellt werden, aber sie ist selber keine Karte. Sie formuliert, wie gute Karten gemacht und wie sie gelesen werden sollen...Jede Karte ist eine verkleinerte Abbildung von Teilen der Wirklichkeit. Sie kann mit verschiedenen Informationen gefüllt werden...“ (Hunink, 1997, S. 35)

Dieser Vergleich zeigt auf, dass jede Theorie eine Reduktion der Realität darstellt. Keine Theorie bietet ein vollständiges Bild der Realität, so wie man bei einer Landkarte nicht jede Straße einer beliebigen Stadt sieht. Eine Metatheorie sollte alle Ebenen mit einschließen oder zumindest andere Theorien von einer gleichen, niedrigeren oder höheren Ebene ergänzen (Hunink, 1997, S.35). Ich finde diese Erklärung sehr anschaulich und plausibel.

Beide Theorien haben vorwiegend einen beschreibenden Charakter, denn sie nehmen die Realität als Ausgangspunkt.

6. Pflegeausbildung

Hildegard Peplau schrieb ihr Buch vor allem für Studenten während der pflegerischen Ausbildung. Sie unterstützt die universitäre pflegerische Ausbildung und tritt für sie ein. Während der Ausbildung sollen künftige Krankenschwestern einen Prozess der konstruktiven Persönlichkeitsentwicklung erleben. Somit ist in der Ausbildung ein engagiertes produktives Lernen ebenso erforderlich, wie die Bereitschaft, die eigene Persönlichkeit zu erweitern. Zentrales Anliegen ist das Erlernen patientenorientierter Gesprächsführung, was die Entwicklung beziehungsfähiger Personen unterstützt. Laut Peplau sind Supervision und Selbsterfahrung wichtige Elemente zum Erlangen professioneller Kompetenzen. In ihrem Curriculum baut sie psychische Theorien ein, bezieht sich aber trotzdem auf medizinische Grundlagen. Selbst von fertig ausgebildeten Krankenschwestern fordert sie ein kontinuierliches Lernen, sowie eine stete Fort- und Weiterbildung. Um Peplaus Pflegetheorie zu praktizieren ist somit eine spezielle Ausbildung nötig.

Hendersons Pflegetheorie ist als Ausbildungskonzept gut geeignet, da es klare Strukturen aufweist und die Erstellung von Unterrichtskonzepten nach den 14 Grundbedürfnissen leicht macht. Henderson hat selbst ein Ausbildungsprogramm entwickelt, welches in drei Phasen ablaufen soll. In der ersten Phase liegt der Schwerpunkt in den Grundbedürfnissen und in der Pflegeplanung. Das Pflegepersonal soll die Unterstützung der Patienten bei der Durchführung seiner täglichen Aktivitäten erlernen. Krankheiten werde in dieser Phase nicht berücksichtigt. In der zweiten Phase werden die Einschnitte der Grundbedürfnisse aufgrund von Krankheiten gelehrt und in der dritten Phase wird sich ganz auf den Patient und seine Familie konzentriert. Hier werden umfassend alle möglichen Beeinflussungsfaktoren bei den Grundbedürfnissen vermittelt. Diese Art der Krankenpflege ist besonders gut in die Grundausbildung zu integrieren (vgl. Steppe 1990, S.792).

7. Kritische Aspekte

Peplaus Theorie der interpersonalen Beziehung ist in den vergangenen Jahren nicht ohne Kritik geblieben. Ich möchte nur einige Kritikpunkte angeben.

Die Umsetzung der Theorie gestaltet sich im gegenwärtigen Krankenhausalltag sehr schwierig. Peplaus Theorie ist aufgrund des hohen Verwaltungsaufwand sehr zeitaufwändig, sodass den Beziehungsprozess zu erfahren kaum Zeit genug verbleibt. Bristow und Callaghan beschreiben eine damit verbundene Zufriedenheitsreduzierung bei Patienten und Pflegepersonal.

„Die Zufriedenheit der Patientinnen und Patienten entwickelte sich vielleicht wegen des erhöhten Verwaltungsaufwandes so ungünstig, denn die Pflegenden müssen darauf Zeit verwenden, die sie nicht mehr mit den Patientinnen und Patienten verbringen können. Da die Theorie die Partnerschaft zwischen Pflegekräften und Patientinnen und Patienten betont, könnte das zusätzlich von den Patientinnen und Patienten erwartete Verantwortungsgefühl vermehrten Stress hervorrufen. Patientinnen und Patienten, deren ursprüngliches Problem darauf zurückgehen kann, dass sie ohnehin Schwierigkeiten damit haben, Verantwortung zu übernehmen, könnte diesen Streß als Verschlechterung ihrer Gesundheit ansehen und daher mit der Pflege weniger zufrieden sein." (Bristow und Callaghan in Fawcett 1999, S. 171)

Außerdem wird darauf hingewiesen, dass die Dauer des Pflegeprozesses sehr langwierig und mit einer kurzen Krankenhausverweildauer kaum zu verwirklichen ist. In der beruflich geleisteten Pflege ist es noch unrealistisch anzunehmen, dass eine Pflegekraft den Patienten während des gesamten Ablaufs des Beziehungsprozesses begleitet. Die Spezialisierung der Funktionspflege, die vielerorts noch angewandt wird, erschwert die Kontinuität der Beziehung.

Umsetzungen dieser Art finden sich im Ansatz des Primary Nursings wieder und könnten dort gut integriert werden (eigene These).

In Fawcetts Theorieüberblick wird ein Bericht über die Evaluation eines auf Peplaus Theorie beruhenden gemeindenahen Psychiatrieprojekts erwähnt. In diesem Bericht steht, dass die Beziehungen zwischen Pflegekräften und Patienten sich nach einer zweijährigen Laufzeit am häufigsten in der Identifikationsphase befanden und nur 13 % der insgesamt 91 Patienten nicht über die Orientierungsphase hinauskamen. Diese Untersuchung unterstreicht nochmals den Zeitaufwand der Umsetzung (vgl. Fawcett 1999, S.165).

Peplau thematisiert die 1:1 Beziehung zweier Menschen. In Bezug auf die Pflege wird angemerkt, dass das soziale System und dessen Einfluss, sowie die Beziehung zu Dritten unzureichend berücksichtigt werden.

Marriner-Tomey kritisiert die eingeschränkte Allgemeingültigkeit der Theorie. Peplau setzt voraus, dass die Patienten die Bedeutung und das Lernen verstehen müssen. Somit ist die Theorie nicht auf komatöse, senile oder gerade geborene Menschen übertragbar (vgl. Marriner-Tomey 1992, S. 322).

Peplaus sehr allgemeingültige Formulierung der Definition von Pflege und Gesundheit ist ein weiterer Kritikpunkt. Sie ermöglicht keine genaue Abgrenzung der pflegerischen Tätigkeit von anderen Berufsgruppen. Das Konzept der Wechselseitigkeit ist stellenweise nicht überzeugend dargelegt. Es bleibt unklar, wie genau in dem Beziehungsprozess eine Wechselseitigkeit erreicht werden kann, ohne dass die Pflegekraft zu einer autorisierten Expertin für interpersonale Beziehung wird, die einseitig Gesundheitsziele für den Patienten setzt und seine Autonomie untergräbt. In Situationen, in denen Patienten ihre Pflegebedürfnisse nicht ausreichend adäquat äußern können oder eine entsprechende Klärung über einen Kommunikationsprozess nicht herstellbar ist, muss die Pflegekraft letztlich die Bedürfnisse des Klienten erschließen und läuft damit Gefahr, Fehleinschätzungen zu machen (vgl. van Kampen, 1998, S.97)

Menschen lernen in Peplaus Annahme der interpersonalen Beziehungen. Die Frage, ob Menschen **nur** in solchen interpersonalen Beziehungen lernen, wird nicht erörtert. Dies würde bedeuten, dass Menschen immer eine Pflegekraft benötigen, um in einer Situation der Krankheit zu lernen, also nicht in der Lage wären alleine zu lernen. Peplau thematisiert leider in ihren Ausführungen nicht, ob Lernen auch außerhalb der interpersonalen Beziehung möglich ist.

Eine systematische, weiter differenzierte Typologie der für die Pflege relevanten Bedürfnisse, wie sie bei Henderson zu finden ist, legt Peplau nicht vor.

Auch bei Henderson gibt es arbeitsorganisatorische Kritikpunkte. So ist nach Hilde Steppe ein hoher Anteil an Pflegepersonal notwendig, um die entsprechende Pflege nach Henderson anbieten und durchführen zu können (vgl. Steppe 1990, S. 792).

Kirkevold fragte sich in ihrem 1997 erschienenen Buch, ob die von Henderson skizzierten Bedürfnisse auch zu den essentiellen gehören. Besonderes Augenmerk legt sie auf die Bedürfnisse nach Beschäftigung und Erholung und ob diese wirklich in das Aufgabengebiet der Krankenpflege gehören (vgl. Kirkevold 1997, S.57).

Eine andere wichtige Frage ist, ob sich ein Kranker in seiner ganzen Komplexität auf diese 14 Grundbedürfnisse reduzieren lässt? Nicht alle Bedürfnisse werden berücksichtigt und einige andere fehlen. Auch eine Erklärung, warum Menschen Bedürfnisse haben und wie sich diese auswirken, erfolgte nicht. Auf eventuell vorhandene Ressourcen der Patienten und deren Einbindung in die Bedürfnisbefriedigung geht Henderson leider nicht ein. Insgesamt ist ein deutliches Übergewicht physiologischer Bedürfnisse festzustellen, wobei die ersten fünf Grundbedürfnisse lebensnotwendig sind. Insbesondere die Frage, ob die Bedürfnisse hierarchisch angeordnet sind, oder ob Hendersons Liste der vierzehn Grundbedürfnisse lediglich eine Auflistung darstellt, bleibt unbeantwortet (van Kampen, 1998, S. 175). Daraus stellt sich für mich die Frage, wenn diese Liste Prioritäten setzt, stellt dann Henderson die physischen Grundbedürfnisse vor den psychischen?

Hendersons Ziel der Pflege ist es den Menschen so schnell wie möglich zu seiner Selbstständigkeit zurückzuführen. Bei einem unumgänglichen Tod, soll ein friedvolles Sterben ermöglicht werden. Kirkevold kritisiert dabei, dass die große Gruppe der chronisch Kranken dabei nicht berücksichtigt wurden.

„ Viele Patienten leben mit chronischen Erkrankungen, die es nicht ermöglichen, wieder selbstständig zu werden, die aber auch nicht bedeuten, dass der Tod bevorsteht." (Kirkevold 1997, S. 58)

Außerdem beschreibt Henderson nicht, wie den Menschen ein friedvolles Sterben ermöglicht werden soll.

Im Hinblick auf das Selbstständigkeitsprinzip wendet Kirkevold ein, dass es nicht immer realistisch ist. Es erscheint ihr als unmoralisch, abhängige und unselbstständige Menschen nicht als „ mögliche" Patienten anzusehen (vgl. Kirkevold 1997, S. 58).

Hendersons Theorie soll pflegespezifische Aufgaben beschreiben, interessant ist allerdings, dass diese Aufgaben auch für andere Berufsgruppen gelten.

8. Schlussbetrachtung

8.1 Virginia Henderson

Virginia Henderson wird mit ihrer Arbeit als eine der wichtigsten Pionierinnen der modernen Krankenpflege angesehen. Sie hat einen großen Betrag zur Weiterentwicklung der professionellen Krankenpflege geleistet. Sie legte Grundsteine für den Pflegeprozess, wie er heute noch oft gelehrt und praktiziert wird. Das Konzept der Bedürfnisse wurde von Pflegewissenschaftlern, wie Roper und Krohwinkel aufgegriffen und weiterentwickelt.

„Henderson kommt der Verdienst zu, Wegbereiterin der Etablierung von Pflegewissenschaften als eigenständige Disziplin zu sein, für deren Aufbau, Theorie- und Forschungsentwicklung sie eine Orientierung an Fragen der Pflegepraxis fordert- ein Anspruch der bis heute nur zum Teil eingelöst ist." (Schaeffer / Steppe 1997, S.39)

Henderson hat meiner Meinung nach eine umfassende verständliche Theorie entwickelt. Besonders gut empfinde ich die Beschreibung des pflegerischen Aufgabenspektrums und das sie dieses unabhängig der Diagnose oder Behandlung betrachtet. Damit setzt sie den Menschen in den Vordergrund und stellt dem Pflegepersonal die Aufgabe sich in den anderen Menschen hineinzuversetzen. Sie legt bei allen Handlungen immer die Haltung des Patienten zu Grunde.

8.2 Hildegard Peplau

Hildegard Peplaus Theorie der interpersonalen Beziehung war eine der ersten wissenschaftlichen Grundsteine nach den Auslegungen von Florence Nightingale. Ihre Theorie ist für einen grundlegenden Wandel der Pflegekultur verantwortlich. Dieser ist so radikal, das Pflegende heute einige Inhalte der Theorie der interpersonalen Beziehung als selbstverständlich erscheinen (vgl. Sills und Beeber 1995, S.38).

Peplau gab der Pflegetätigkeit eine neue Perspektive und einen neuen Ansatz, indem sie die theoretische Grundlage für die therapeutische Arbeit mit Patienten schuf (vgl. Marriner-Tomey 1992, S.318).

Besonders in der psychiatrischen Krankenpflege hat sich Peplaus Theorie als Grundlage etabliert. Und doch geht die Theorie über die psychiatrische Pflege weit hinaus, in dem sie viel zum Verständnis zwischenmenschlicher Beziehungen zwischen allen Pflegekräften und den Patienten beiträgt. Hildegard Peplau war ihrer Zeit weit voraus.

„ Sie wirft ein erhellendes Licht auf die verbale Kommunikation im Pflegeprozess. " (Fawcett 1999, S.172)

Einen schönen Aspekt empfinde ich persönlich, dass Hildegard Peplau nicht nur den Lernprozess im Bezug auf die Patienten definiert, sondern sich auch ganz besonders an das Pflegepersonal richtet. Sir rückt die Individualität der Pflegenden ins Blickfeld und betont die Notwendigkeit von Selbstreflexion und Supervision.

Ihre Theorie empfinde ich als verständlich und nachvollziehbar. Die Erläuterungen über die Pflegeprozessentstehung finde ich sehr interessant und wichtig. Der persönliche Aufbau der Beziehung zwischen Patient und Pflegepersonal ist auch in meinen Augen sehr sinnvoll, um die Ziele einer professionellen Pflege erreichen zu können.

Fazit: Eine vernünftige Grundlage der Pflege, die auf Pflegetheorien und Pflegeforschung basiert, ist von größter Bedeutung, da sie der Disziplin eine klare verantwortliche Position gibt. Pflegende müssen erklären können, was sie tun, wie sie es tun und warum sie es tun. Mit anderen Worten zählt nicht nur das Handeln, sondern auch das Denken. In dieser Hinsicht liegt die Pflege weit hinter anderen Disziplinen zurück, und das ist ein Problem, das nicht vernachlässigt werden darf.

Literaturverzeichnis:

Drerup, Elisabeth (1998): Pflegetheorien: Handbuch für den Pflegeunterricht, Freiburg: Lambertus-Verlag

Fawcett, Jacqueline (1999): Spezifische Theorien der Pflege im Überblick, Bern: Hans Huber Verlag

Henderson, Virginia (1997): Das Wesen der Pflege. In: Schaeffer/ Steppe, Pflegetheorien-Beispiele aus den USA, Bern: Hans Huber Verlag

Hunink, Gert (1997): Pflegetheorien, Elemente und Evaluation, Bocholt: Neicnos Verlag

http://www.meinhold-pflgegrpe.de/pflegedienst_ambulant_pflegeheim/henderson__geesthacht_krankenpflege.html, 27.06.2006

http://de.nursingwiki.org/wiki/Konzeptionelles_Modell#Umgebung_2, 27.06.2006

Kirkevold, Marit (1997): Pflegetheorien, München, Wien; Baltimore: Urban und Schwarzenberg

Marriner-Tomey, Ann (1992): Pflegetheoretikerinnen und ihr Werk, Basel: Recom

Meleis, Alaf Ibrahim (1999): Pflegetheorie: Gegenstand, Entwicklung und Perspektiven des theoretischen Denkens in der Pflege, Bern, Göttingen, Toronto, Seattle, Huber-Verlag

Peplau, Hildegard, E. (1995): Interpersonale Beziehung in der Pflege – ein konzeptueller Bezugsrahmen für eine psychodynamische Pflege, Basel: Recom

Sills, Gracey, M., Beeber, Linda, S. (1995): Hildegard Peplaus interpersonale Pflegekonzepte. In: Mischo-Kellig, Maria, Witteneben, Karin: Pflegebildung und Theorien, München: Urban und Schwarzenberg

Steppe, Hilde (1990 a): Pflegemodelle in der Praxis, 2. Folge, Virginia Henderson In: Die Schwester/ Der Pfleger 29.Jg., H.7

Steppe, Hilde (1990 b): Pflegemodelle in der Praxis, 3. Folge, Hildegard Peplau psychodynamische Krankenpflege In: Die Schwester/ Der Pfleger 29. Jg., H.9

Van Kampen, Norbert (1998): Theoriebildung in der Pflege: eine kritische Rezeption amerikanischer Pflegemodelle, Frankfurt am Main: Mabuse-Verlag

Witteneben, Karin (1995): Pflegebildung und Pflegetheorien, München, Wien, Baltimore: Urban und Schwarzenberg

Coverbild: morguefile.com

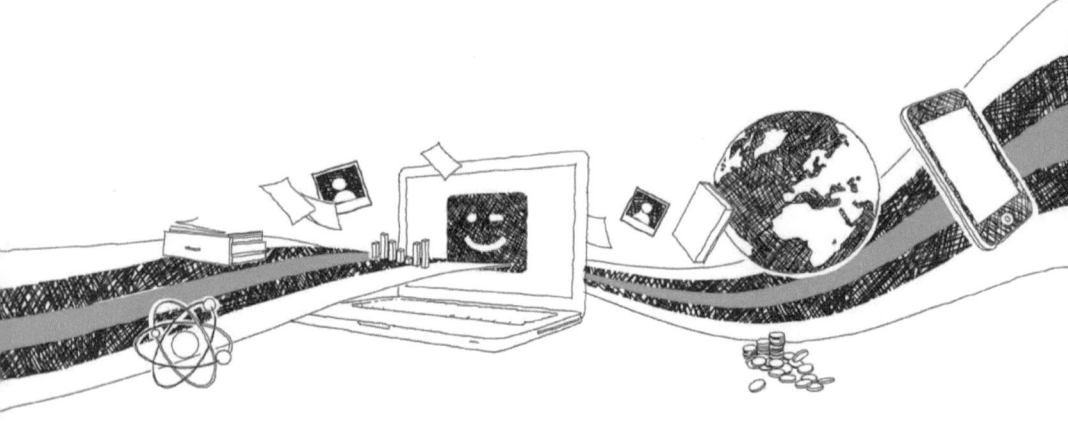
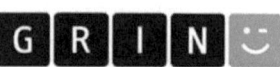